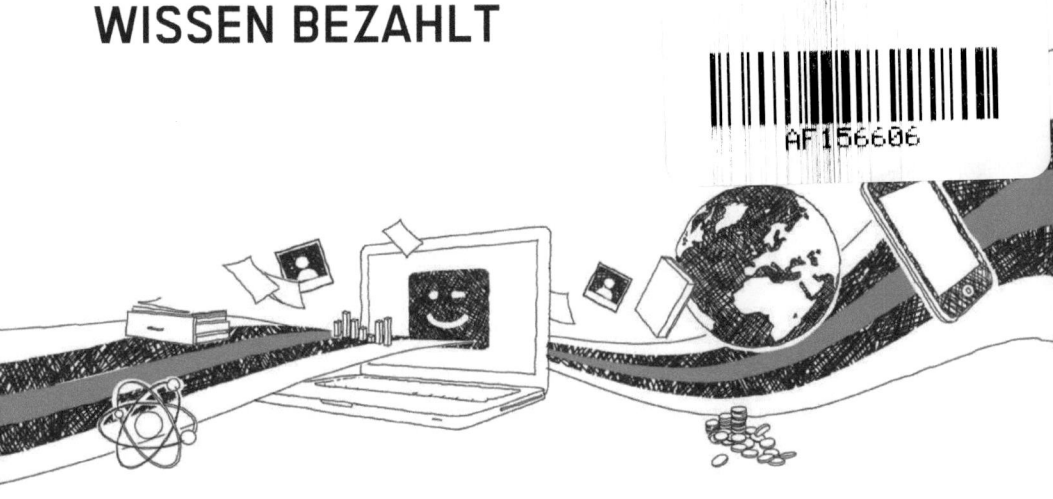
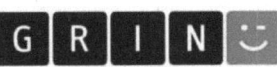

Auswirkungen von chronischen Erkrankungen im Alltag am Beispiel des CFS/ME

GRIN

Bibliografische Information der Deutschen Nationalbibliothek:

Die Deutsche Nationalbibliothek verzeichnet diese Publikation in der Deutschen Nationalbibliografie; detaillierte bibliografische Daten sind im Internet über http://dnb.d-nb.de abrufbar.

ISBN: 9783346478108
Dieses Buch ist auch als E-Book erhältlich.

Druck und Bindung: Books on Demand GmbH, Norderstedt Germany
Gedruckt auf säurefreiem Papier aus verantwortungsvollen Quellen

Das vorliegende Werk wurde sorgfältig erarbeitet. Dennoch übernehmen Autoren und Verlag für die Richtigkeit von Angaben, Hinweisen, Links und Ratschlägen sowie eventuelle Druckfehler keine Haftung.

Das Buch bei GRIN: https://www.grin.com/document/1072009

Inhaltsverzeichnis

1. Einleitung

Seit 2020 ist SARS-CoV-2, auch Corona genannt, ein weltweites Thema (vgl. Wikipedia 2021). Selten standen Gesundheit und Krankheit so stark im Fokus. KiTas wurden geschlossen und die Präsenzpflicht in Schulen aufgehoben, auch der Einzelhandel und Dienstleister*innen[1] blieben vom Lockdown nicht verschont. Bis zum heutigen Tag beschäftigen uns die Maßnahmen, mit denen die weltweite Pandemie bekämpft wird (vgl. Bundesministerium für Gesundheit 2021).

Neben den Corona-Fallzahlen (vgl. Robert Koch-Institut 2021) erreichen uns inzwischen auch häufiger Meldungen über eine postvirale Fatigue. Diese ist dem Chronischen-Fatigue-Syndrom (CFS), auch Myalgische Enzephalomyelitis (ME) genannt, sehr ähnlich. Dabei handelt es sich um eine schwere Krankheit, die chronisch werden kann. Die postvirale Fatigue kann sich auch bei leichten Verläufen von Corona-Infektionen als Langzeitfolge einstellen, sowie junge Menschen, Kinder und Menschen ohne Vorerkrankungen treffen. Derzeitige Ergebnisse deuten an, dass ca. 10% der Menschen, die positiv auf Corona getestet wurden, eine postvirale Fatigue entwickeln (vgl. Deutsche Gesellschaft für ME/CFS 2021).

Die Gesundheit und die Erhaltung der Gesundheit ist ein hohes Gut und gehört zu den Menschenrechten. So steht im Artikel 25 der Allgemeinen Erklärung der Menschenrechte: „Jeder Mensch hat das Recht auf einen Lebensstandard, der Gesundheit und Wohl für sich selbst und die eigene Familie gewährleistet, einschließlich Nahrung, Kleidung, Wohnung, ärztliche Versorgung und notwendige soziale Leistungen, sowie das Recht auf Sicherheit im Falle von Arbeitslosigkeit, Krankheit, Invalidität oder Verwitwung, im Alter sowie bei anderweitigem Verlust der eigenen Unterhaltsmittel durch unverschuldete Umstände" (Amnesty International Deutschland e.V. 2019).

Doch wie sieht es mit diesem Recht auf Gesundheit, ärztliche Versorgung und notwendige soziale Leistungen sowie Sicherheit aus der Sicht von Menschen aus, die mit einer chronischen Krankheit leben müssen? Chronische Erkrankungen betreffen einen großen Teil der Bevölkerung. So meldet das deutsche Ärzteblatt, dass mehr als die Hälfte der Menschen, die in Deutschland leben, von chronischen Krankheiten betroffen ist (vgl. Deutsches Ärzteblatt 2020).

---

[1] In dieser Hausarbeit nutze ich das Gendersternchen *, um Frauen, Diverse und Männer gleichermaßen anzusprechen.

Die vorliegende Hausarbeit setzt sich mit dem Thema chronische Erkrankungen und deren sozialen und alltäglichen Auswirkungen und Folgen für die Betroffenen auseinander. Insbesondere werden hier am Beispiel des Chronischen Fatigue-Syndroms (CFS), auch Myalgische Enzephalomyelitis (ME), die möglichen Folgen und Auswirkungen erarbeitet.

In Kapitel 2 werden akute und chronische Krankheiten und deren Definitionen und Häufigkeiten, erörtert. Anschließend wird sich mit der Rolle des kranken Menschen sowie mit den theoretischen Hintergründen zu Vorurteilen, Stigmatisierungen und Diskriminierungen auseinandergesetzt.

In Kapitel 3 folgt die Auseinandersetzung mit dem Chronischen Fatigue-Syndrom (CFS), auch Myalgische Enzephalomyelitis (ME) genannt. Hierbei wird die CFS/ME zu Beginn definiert und die Symptome erörtert, anschließend wird die Häufigkeit der Erkrankung aufgezeigt. Im Folgenden werden die konkreten Beeinträchtigungen für die Betroffenen dargelegt. Danach soll versucht werden, die Überlegungen zu Vorurteilen, Stigmatisierung und Diskriminierung sowie die sozialen Folgen und Auswirkungen im Alltag mit chronischen Erkrankungen wie CFS/ME zusammenzuführen und zu diskutieren.

2. Chronische Krankheiten und ihre sozialen Folgen

2.1 Definition von akuten und chronischen Krankheiten

"Akute Krankheiten beginnen plötzlich, verschlimmern sich und spitzen sich bis zu einem Höhepunkt bzw. einer Krise zu" (Franzkowiak, 2018). Akute Krankheiten lassen sich meistens medizinisch behandeln, beziehungsweise heilen sie ohne große Komplikationen von selbst ab. Allerdings können akute Krankheiten in der Folge chronisch werden (vgl. ebd.).

Franzkowiak (2018) beschreibt mögliche Ursachen bei akuten Krankheiten, die zu chronischen führen können:

- Das Fehlen einer optimalen Behandlung.
- Ungünstige Lebenslagen oder -weisen, die negative Verläufe verstärken.
- Die Schwere mancher akuten Krankheiten oder die fehlenden Heilungsmöglichkeiten (vgl. ebd.).

Nach Gensichen und Donner-Banzhoff (2007) sind chronische Krankheiten „[...] Störungen, die dauerhafte bzw. wiederkehrende Beschwerden, Behinderungen oder andere Einschränkungen des Wohlbefindens verursachen" (ebd., S. 317). Außerdem werden medizinische Zustände, die sich wie beispielsweise die Hypertonie wirksam behandeln lassen, darunter gefasst, auch wenn akut keine subjektive Beeinträchtigung vorliegt (vgl. ebd.).

Die Dauer spielt bei der Differenzierung von der chronischen zur akuten Krankheit eine wichtige Rolle. Eine Krankheit wird als chronisch betrachtet, wenn sie lange dauert. Die Mindestzeiträume variieren von 6 Monaten bis hin zu 2 Jahren (vgl. Güthlin et al. 2020, S. 10). Menschen mit chronischen Krankheiten haben einen regelmäßigen und häufig lebenslangen medizinischen Bedarf. Meist besteht keine Chance auf vollständige Heilung und ihre Krankheit begleitet sie ein Leben lang. Chronische Erkrankungen sind außerdem in der Regel nicht ansteckend (vgl. ebd.).

Neben den oben erwähnten Ursachen bei akuten Krankheiten, die chronische Erkrankungen zur Folge haben können, führen Güthlin et al. (2020, S. 11) „das Wechselspiel von Genen, Umwelt und Lebensstil" als Auslöser auf.

2.2 Häufigkeit von chronischen Krankheiten

Chronische Krankheiten haben, was die Sterberate und die Anzahl der Erkrankungen betrifft, Infektionskrankheiten in Europa abgelöst. Ca. 2/3 der Krankheits- und Todesfälle werden durch chronische Krankheiten verursacht (vgl. Doris Schaeffer und Jörg Haslbeck 2016, S. 244). Nach Güthlin et.al (2020, S. 14) geben ca. 43% der Frauen und 38% der Männer an, eine chronische Erkrankung zu haben.

"Die Häufigkeit steigt deutlich mit zunehmendem Alter: Bei den unter 30-Jährigen fühlt sich etwa jeder Fünfte betroffen, bei den ab 65-Jährigen erheblich mehr als jeder Zweite" (ebd.). Weiterhin lässt sich in der mittleren Altersgruppe ein Einfluss des Bildungsniveaus feststellen. Hier zeigt sich, dass Menschen aus den unteren Bildungsschichten häufiger betroffen sind (vgl. ebd.).

Diese Erkenntnisse lassen sich auch auf viele Einzelkrankheiten übertragen. Das Risiko einer Erkrankung steigt mit dem Alter, soziale Faktoren haben einen Einfluss und Frauen und Männer sind unterschiedlich stark betroffen (vgl. ebd.).

Wenn eine Erkrankung maximal 5 von 10.000 trifft, gilt diese als selten. Es wird geschätzt, dass es zwischen 7.000-8.000 seltene Erkrankungen gibt. Mit diesen müssen ca. 4-6% der Gesamtbevölkerung leben, somit ca. 4 Millionen Menschen in Deutschland (vgl. ebd. S. 15).

2.3 Die Rolle des kranken Menschen

Menschen, die an einer akuten oder chronischen Erkrankung leiden, werden mit dem Label „krank" versehen und ihnen wird die Rolle der kranken Person zuteil (vgl. Tillmann 2016, S. 22). Diese Rollenzuteilung ermöglicht die Differenzierung von „Gesunden und Kranken". Diese Rolle der kranken Person bringt verschiedene Erwartungen mit sich, wie beispielsweise, dass sich kranke Menschen schonen und sich um Besserung ihres Zustands, durch die „richtige Ernährung" oder „Selbsttherapie" beispielsweise mit Hustenmitteln, bemühen müssen (vgl. ebd).

Parsons erarbeitete vier Dimensionen der Krankenrolle, welche sowohl Rechte und Privilegien als auch Pflichten mit sich bringen (vgl. Faller und Lang 2019, S. 232).

Diese vier Dimensionen umfassen:

- „Die Entbindung von Rollenverpflichtungen [...]
- Entlastung von der Verantwortung für die Krankheit [...]
- Verpflichtung, gesund werden zu wollen [...]
- Verpflichtung, ärztliche Hilfe in Anspruch zu nehmen und mit dem Arzt [sic!] zu kooperieren"(ebd)

Die Gesellschaft entbindet die erkrankte Person bei einer ärztlichen Krankschreibung von ihren Rollenverpflichtungen, beispielsweise auf der Arbeit oder im familiären Kontext. So wird nicht erwartet, dass jemand, der „krankgeschrieben" ist, zur Arbeit kommt oder am Elternabend teilnimmt (vgl. Hornung und Lächler 2006, S. 55f). Bei der Befreiung von der Verantwortung für die Krankheit, soll der erkrankten Person ein unbefangener Umgang mit der Erkrankung ermöglicht werden. Außerdem haben erkrankte Personen die Pflicht, wieder gesund werden zu wollen, da es gesellschaftlich nicht wünschenswert ist, krank zu sein (vgl. ebd., S.

56). Von Menschen mit Erkrankungen wird weiterhin erwartet, dass sie sich ärztliche Hilfe und Rat suchen und danach handeln (vgl. ebd.).

Es zeichnet sich allerdings ein Wandel bezüglich der beschriebenen Dimensionen der Krankenrolle ab: Der Entbindung von den Rollenverpflichtungen stehen Ängste und Probleme im Alltag und Berufsleben gegenüber. So kann es im Berufsleben die Angst vor dem Verlust der Arbeitsstelle sein, die Menschen davon abhält, ärztlichen Rat oder Hilfe zu beanspruchen oder sich krankschreiben zu lassen. Auch mangelnde Kinderbetreuung kann dazu führen, dass keine Möglichkeit besteht, Verantwortung und Pflichten abzugeben (vgl. Borgetto 2016, S. 375).

Die Entbindung von der Verantwortung für Krankheit verändert sich immer stärker zu einer individuellen Verantwortung für Gesundheit beziehungsweise Krankheit. Auch die Frage nach der Schuld für Erkrankungen sowie die aktive Beteiligung des Menschen an der Genesung rücken zunehmend in den Blickpunkt von gesundheitspolitischen Debatten. Mit diesen Entwicklungen steigen die Erwartungen an Menschen mit Erkrankungen und ihr Verhalten (vgl. ebd., S. 370).

Die gestiegenen Erwartungen an den Menschen mit Erkrankung(en) und dessen Verhalten und die damit einhergehende Verantwortung für Gesundheit beziehungsweise Krankheit betreffen auch die Pflicht, sich ärztlichen Rat und Hilfe zu suchen. Durch Maßnahmen wie Kostenbeteiligung an Medikamenten sowie Hilfs- und Heilmitteln werden insbesondere finanziell schlechter gestellte Menschen beeinflusst, was die Beanspruchung von medizinischen Leistungen betrifft (vgl. ebd., S. 375). Dabei sind gerade diese häufiger betroffen (vgl. Güthlin et.al, 2020, S. 14), nehmen aber nicht mehr Leistungen in Anspruch als die finanziell stärkere Bevölkerung. Das lässt auf eine schlechtere Versorgung der finanziell Schwächeren schließen (vgl. Borgetto 2016, S. 374).

2.4 Vorurteile

Zick et al. (2012, S. 289f) charakterisieren Vorurteile mittels fünf Merkmalen: "anhand ihrer Gruppenbezogenheit; ihrer kognitiven, affektiven und verhaltensbezogenen Dimension; ihrer offenen und verdeckten Ausdrucksformen; eines gemeinsamen Ursprungs in einer Ideologie der Ungleichwertigkeit und anhand des spezifischen Charakters einzelner Vorurteile, der durch das Verhältnis der VorurteilsträgerInnen gegenüber AußenseiterInnen bestimmt wird" (ebd.).

Die Gruppenbezogenheit von Vorurteilen bezieht sich auf die In-Group und die Out-Group. Mit einem Vorurteil drückt man die eigene Zugehörigkeit zu einer In-Group aus und gleichzeitig weist man die Abseitsstehenden einer Out-Group zu (vgl. ebd. S. 290). Die soziale Kategorisierung ist für Menschen sehr zweckmäßig, da sie es ermöglicht, Informationen zu reduzieren und Sicherheit zu vermitteln. Einzelne Menschen in Gruppen zu kategorisieren ist der wichtigste psychologische Prozess, der zur Bildung von Vorurteilen führt. Die In-Group und die Out-Group sind die einfachsten Kategorien und ähnlich der dritten Phase des Stigma-Prozesses, beschrieben von Link und Phelan (2001), zur Trennung zwischen "uns" und "ihnen" eingesetzt (vgl. ebd., S. 370).

Kognitionen und Affekte spielen bei Vorurteilen eine wichtige Rolle. Bei der Beurteilung des Verhältnisses der eigenen In-Group zur Out-Group können Gefühle wie beispielsweise Hass, Wut, Ekel oder Mitleid ausgelöst werden. Diese Gefühle sind typische Manifestationen für Vorurteile und den Menschen meistens nicht bewusst. Sie schwingen nur indirekt mit. Des Weiteren sind diese Affekte mit Gruppenzugehörigkeiten verbunden, das heißt, dass unterschiedliche Gefühle von verschiedenen Out-Groups ausgelöst werden (vgl. Zick et. al 2012, S. 291f). Vorurteile drücken überdies negative Stereotypien aus, die einer Out-Group zugeschrieben werden. Sie spiegeln die strukturellen Beziehungen zwischen den Gruppen und drücken weiterhin die "Kognitionen [...] über die Qualität der Beziehung" (ebd., S. 292) aus. Dabei geht es um Beurteilungen, wie beispielsweise der Status der Out-Group zur eignen In-Group. (vgl. ebd.).

Weiterhin beschreiben Zick et. al (2012), dass Verhaltensabsichten Vorurteile ausdrücken können. So wird beispielsweise eine soziale oder räumliche Distanz zu einem Menschen mit Behinderung eingehalten und damit dem Vorurteil Ausdruck verliehen (vgl. ebd., S. 293).

Auch unterscheiden sie Vorurteile in traditionelle und moderne Vorurteile. Traditionelle Vorurteile werden ebenfalls offensichtliche genannt, da sie direkt und offen Out-Groups abwerten. Moderne Vorurteile, auch subtile genannt, finden sich dagegen häufig in einem politisch korrekten Rahmen versteckt (vgl. ebd.).

Vorurteile gegen verschiedenste Out-Groups haben eine "Ideologie der Ungleichwertigkeit" (ebd., S. 296) als einen gemeinsamen Kern. Das Ziel dieser Ideologie der Ungleichwertigkeit ist es, Out-Groups abzuwerten, als schwächer und als Sündenbock zu kennzeichnen (vgl. ebd.). Die Abwertung der Out-Group ist eine wichtige Funktion des Vorurteils. Bestehende Machtverhältnisse können mithilfe von Vorurteilen aufrechterhalten werden. Mögliche Aggressionen, die sich aus den asymmetrischen Machtverhältnissen ergeben, können an statusniedrigere Gruppen weitergegeben und so von den statushöheren Gruppen mit entsprechender Macht abgelenkt werden (vgl. Gipser 2012, S. 120).

Vorurteile erfüllen außerdem für Gruppen jeglichen Status die gleichen Funktionen, wie der Wunsch nach Zugehörigkeit und positivem Selbstwertgefühl (vgl. Zick et. al, S. 299). "Vorurteile spiegeln sich in den individuellen Kognitionen, Emotionen und Verhaltensweisen derjenigen wider" (ebd., S. 297) die Vorurteile gegenüber Out-Groups hegen, allerdings drücken sie nicht nur die Meinung des Einzelnen der In-Group aus. Vorurteile können auch institutionalisiert und durch politische Regelungen, mediale oder künstlerische Inhalte etabliert werden und somit unabhängig von Einzelnen bestehen. Weiterhin können Vorurteile durch Personen der Out-Group bestätigt und beibehalten werden, mit dem Hintergrund sich dadurch in die vorherrschende Gesellschaft einzubringen. (vgl. ebd.).

Vorurteile gegenüber Menschen mit einer Erkrankung, Behinderung oder hohem Alter, unterscheiden sich von Vorurteilen gegenüber beispielsweise Herkunft oder Geschlecht. Erstere können, bzw. werden jeden irgendwann treffen und gehen mit entsprechenden Ängsten einher, dass man selbst Opfer einer Exklusion werden könnte (vgl. Gipser, 2012, S. 122).

Vorurteile bei Krankheiten sind sehr heterogen und hängen von dem vermeintlichen Grund der Erkrankung ab. Personen mit Erkrankungen, für die sie nicht verantwortlich gemacht werden, erfahren Hilfsangebote und Mitleid. Bei Krankheiten, bei denen die Betreffenden verantwortlich gemacht werden, fallen die Reaktionen weniger freundlich aus. Ihnen wird mit Ignoranz, Wut, Angst und Exklusion begegnet. Besonders deutlich werden diese Vorurteile bei Menschen mit psychischen Erkrankungen. Eigenschaften wie Wahnsinn, Bosheit oder Gefahr werden ihnen häufig zugeschrieben (vgl. ebd., 2012, S. 131). Weitere vorurteilsbehaftete Krankheiten sind beispielsweise Essstörungen. Hier wird die Verantwortung für die Erkrankung der betroffenen Person zugewiesen und ihr diverse negative Eigenschaften unterstellt. So schreibt man Menschen mit Essstörungen zum Beispiel Eigenschaften wie Faulheit, Willensschwäche und Unehrlichkeit zu (vgl. ebd. S. 132).

Die gesundheitspolitischen Debatten haben bereits die Rolle des kranken Menschen hinsichtlich der Eigenverantwortung verändert (vgl. Abschnitt 2.4). Gesundheit scheint immer mehr eine Eigenleistung der Betroffenen zu sein. Im Umkehrschluss unterstellt es Menschen die krank sind, vielleicht nicht genug getan und so ihre Erkrankung selbstverschuldet zu haben (vgl. Tillmann 2017, S. 13).

Tillmann (2016), kommt in ihren Interviews zu einer seltenen, chronischen Erkrankung zu dem Ergebnis, dass Menschen mit chronischen Erkrankungen einer Vielzahl von Vorurteilen gegenüberstehen. So wird beispielsweise bei Schmerzen zu wenig Bewegung und bei Gewichtszunahme eine ungesunde Ernährungsweise unterstellt. Des Weiteren wurde Faulheit bei geringer Leistung unterstellt, und bei Unsichtbarkeit von Symptomen wurden die Betroffenen des Simulierens bezichtigt (vgl. ebd., S. 242).

Vorurteile tragen maßgeblich zu der Entstehung von Diskriminierung und Stigmatisierung bei. Out-Groups werden abgewertet und haben selten eine Möglichkeit, sich dagegen zu wehren. Vorurteile und Diskriminierung hängen eng zusammen, da In-Groups Vorteile und Nutzen daraus ziehen (vgl. Zick et al. 2012, 311f).

2.5 Stigmatisierung

Link und Phelan (2001, S. 367) beschreiben Prozesse, bei denen Stigmatisierung vorliegt, wenn verschiedene, miteinander verbundene Phasen zusammenkommen. „Thus, we apply the term stigma when elements of labeling, stereotyping, separation, status loss, and discrimination co-occur in a power situation that allows the components of stigma to unfold"(ebd.).

In der ersten Phase ist das Labeling. Link und Phelan (2001) nutzen bewusst diesen Begriff, da dieser etwa wie ein „Etikett" auf die Person aufgeklebt wird. Labeling ist eine gesellschaftliche Selektion von vermeintlich relevanten Unterschieden. Dabei werden Unterschiede zwischen Menschen üblicherweise ignoriert, beispielsweise werden Differenzen beim Haarwuchs des Ohres meistens übersehen. Die Farbe der Augen oder Vorlieben beim Essen gewinnen nur in bestimmten Situationen an Bedeutung. Unterschiede wie die Hautfarbe oder das Geschlecht hingegen sind gesellschaftlich sehr bedeutsam (vgl. ebd.).

Es gibt eine soziale Auswahl von menschlichen Unterschieden, wenn es darum geht, Unterschiede zu identifizieren, die von Bedeutung sind. Das Ausmaß dieser Erkenntnis wird meistens übersehen, da Unterschiede, die erstmal ausgemacht und benannt wurden, üblicherweise als selbstverständlich angesehen werden. So gibt es „selbstverständliche" Unterschiede wie beispielsweise schwarze und weiße Menschen oder Menschen mit und ohne Behinderungen. Es gibt jedoch einige Erkenntnisse, die deutlich machen, wie gesellschaftsabhängig diese soziale Auswahl menschlicher Unterschiede ist. So wird stark vereinfacht, auch wenn eine große Heterogenität innerhalb der Kategorien vorhanden ist (vgl. ebd., S. 367f).

Link und Phelan (2001) deuten auch auf die starke Abhängigkeit von Zeit und Ort des Labelings hin. Als Beispiel führen sie die Maya-Kultur auf, bei der dem Schielen eine wichtige Bedeutung beigemessen wurde und man versuchte, Kinder durch Ermunterung und Vorrichtungen zum Schielen zu bringen (vgl. ebd., S. 368).

In der zweiten Phase werden diese „Labels" mit unerwünschten Eigenschaften und negativen Stereotypien verbunden, ein negatives Vorurteil entsteht. Bereits in Goffmans (1975; zitiert nach Link und Phelan 2001, S. 368) Arbeit wurde dieser Aspekt deutlich und ist seitdem entscheidend für die Begriffsbildung von Stigma (vgl. ebd.).

In der dritten Phase des Stigma-Prozesses bewirken Labels und die damit verbundenen Stereotypien eine Trennung von „uns" und „ihnen". Die negativen Vorurteile, die durch die Verknüpfung von Labels mit negativen Eigenschaften und Stereotypen entstanden sind, werden hier zur Grundlage der Überzeugung, dass Personen mit Label sich grundsätzlich von denen unterscheiden, die ohne Label sind. Bei manchen Labels werden Personen vollständig mit diesen identifiziert, so werden beispielsweise Menschen häufiger Epileptiker*innen genannt, statt Mensch mit Epilepsie. Im Gegensatz dazu hat ein Mensch eine Herzerkrankung oder die Grippe (vgl. ebd., S. 370).

In der vierten Phase erfahren Personen, die diesen Kategorien zugeteilt wurden, Statusverlust und Diskriminierung (vgl. ebd.).

Diese Elemente, dass Menschen mit einem Label versehen und mit negativen Eigenschaften und Stereotypien in Verbindung gebracht sowie ausgegrenzt werden und sie Statusverlust und Diskriminierung erfahren, müssen allerdings in einer Machtsituation zusammentreffen. Erst dann sprechen Link und Phelan (2001) von Stigmatisierung (vgl. ebd., S. 367). Um stigmatisieren zu können, bedarf es Macht. Diese Macht ist manchmal offensichtlich. Beii der Stigmatisierung passiert es allerdings häufig, dass diese Macht übersehen wird, da diese Unterschiede als etwas Selbstverständliches und Unproblematisches angesehen werden (vgl. ebd., S. 375).

Link und Phelan (2001) beschreiben zur Verdeutlichung des Machtunterschiedes beispielhaft eine Gruppe von Menschen mit schweren psychischen Erkrankungen in einem Behandlungsprogramm. Diese Patient*innengruppe könnte bei den Mitarbeitenden durchaus Unterschiede feststellen und einige mit dem Label „Pillenschieber*in" versehen. Dieses Label könnten sie mit Stereotypen wie herablassend, arrogant und kalt verbinden. Mitarbeitende mit diesem Label könnten nun anders von ihnen behandelt werden. Beispielsweise, indem sie sich lustig über sie machen. So wären alle Phasen des Stigmas erfüllt und dennoch würden die „Pillenschieber*innen" keine stigmatisierte Gruppe werden, da die Patient*innengruppe nicht über entsprechende Macht verfügt. Die Stigmatisierung kann sich deswegen nicht voll entfalten und die Mitarbeitenden stehen keinen ernsthaften, diskriminierenden Konsequenzen gegenüber (vgl. ebd., S. 376).

Die äußere Erscheinung eines Menschen spielt in vielen Gesellschaften eine wichtige Rolle. Bei Menschen mit chronischen Erkrankungen kann diese Erscheinung aufgrund der Krankheit verändert sein oder nicht (vgl. Joachim und Acorn 2000, S. 245). Goffman (1975) differenziert in diskreditierte und diskreditierbare Menschen. Eine diskreditierte Person hat sichtbare Zeichen des Andersseins[2] (ebd., S. 56ff). Dieser ist die Krankheit anzusehen und sie ist häufig Stigmatisierungen ausgesetzt (vgl. Tillmann 2016, S. 25). Diskreditierte können versuchen, diese Andersartigkeit zu verdecken oder zu überspielen, beispielsweise mit Witzen darüber. So versuchen sie sich sowohl der Out-Group, den Stigmatisierten, als auch der In-Group, den Diskriminierenden, anzupassen (vgl. Joachim und Acorn 2000, S. 245).

---

[2] Anderssein soll in dieser Arbeit als „Labeling", wie bei Link und Phelan (2001; S:367) beschrieben, als eine gesellschaftsabhängige, soziale Auswahl von Unterschieden, verstanden werden.

Diskreditierbare Menschen zeigen keine offensichtlichen Zeichen einer Andersartigkeit. Für sie stellt sich hier die Problematik, wie sie mit der Erkrankung umgehen. Offenbaren sie ihre Krankheit, kann dies sowohl zu unterstützendem Verhalten als auch zu Stigmatisierung durch Andere führen. Verbergen sie ihre Erkrankung, können sie der Stigmatisierung entgehen, können allerdings auch keine Hilfe beanspruchen und müssen immer mit der Gefahr des Aufdeckens leben. Wird die Erkrankung entdeckt, werden sie zu Diskreditierten (vgl. ebd.).

2.6 Diskriminierung

"Unter Diskriminierung versteht man die Benachteiligung oder Herabwürdigung von Gruppen oder Personen, die gemeinsame Merkmale (wie beispielsweise Aussehen, Religion oder Einkommen) aufweisen" (Richter und Hurrelmann 2016, S. 164). So gibt es offensichtliche Formen der Diskriminierung, bei denen eine Person eine Wohnung nicht anmieten kann oder bei der Bewerbung auf einen neuen Job abgelehnt wird, da ihr gewisse negative Stereotype und Vorurteile zugeschrieben werden. Weiterhin gibt es eine strukturelle Diskriminierung, die sich beispielsweise durch geringere Forschungsmittel für gewissen Krankheiten festmachen lässt (vgl. Link und Phelan 2001, S. 372).

Menschen, die andere diskriminieren, sind sich dessen häufig nicht bewusst, da Diskriminierung durch Vorurteile berechtigt erscheinen. Außerdem tragen auch institutionelle und strukturelle Diskriminierungen dazu bei, dass diese nicht als solche wahrgenommen werden (vgl. Zick 2016, S. 3).

Diskriminierungen jeglicher Art verhindern Teilhabe, weswegen das Verbot der Diskriminierung sehr wichtig ist und als grundlegendes Menschenrecht gesehen werden kann (vgl. Diehl 2017, S. 15). Diskriminierung hat zur Folge, dass Menschen, die diskriminiert werden, ihre Menschenrechte nur unvollständig oder gar nicht anwenden können (vgl. ebd., S. 27). Hier zeigt sich die Problematik, dass Menschen mit chronischen Erkrankungen nicht vor Diskriminierung geschützt sind, da diese nicht als Diskriminierungsmerkmal benannt sind (vgl. Tillmann 2017, S. 12).

Diskriminierung findet nicht nur in materiellen Bereichen, wie beispielsweise beim Abschluss einer Lebensversicherung, statt. Auch als symbolische Tat, wie durch die Verweigerung von gesellschaftlichem Ansehen und Interessensvertretung, kann Diskriminierung stattfinden. Diese Form der Diskriminierung ist schwerer aufzuzeigen und dennoch von großer Wichtigkeit (vgl. Tillmann 2016, S. 255).

Vorurteile und Diskriminierungen haben einen engen Zusammenhang und leisten einen entscheidenden Beitrag zur Entstehung dieser (vgl. Abschnitt 2.4). Auch bei der Stigmatisierung spielt Diskriminierung eine wichtige Rolle (vgl. Abschnitt 2.5). Die Gemeinsamkeiten sind die Abwertung der Out-Groups und ihr Statusverlust, sowie die Exklusion (vgl. ebd.).

3. Chronisches-Fatigue-Syndrom (CFS), Myalgische Enzephalomyelitis (ME)

3.1 Definition und Symptome von CFS/ ME

Der Begriff Fatigue bedeutet im Englischen Müdigkeit. Diese ist eine alltägliche, menschliche Erfahrung und resultiert üblicherweise aus einem Schlafmangel. Bleibt diese Müdigkeit über einen längeren Zeitraum bestehen, kann dies ein Symptom sein. Eine Fatigue kann sich bis zur Erschöpfung steigern (vgl. Werner et al. 2014, S. 306).

Diese Erschöpfung wird auch „Chronisches Fatigue Syndrom", abgekürzt CFS, oder auch Myalgische Enzephalomyelitis (ME) genannt und ist „eine schwere neuroimmunologische Erkrankung, die oft zu einem hohen Grad der körperlichen Behinderung führt" (Deutsche Gesellschaft für ME/CFS 2020a).

Hingst und Stutz (2019, S. 27) beschreiben folgende Formen der Fatigue:

- „Die körperliche Form äußert sich in reduzierter Leistungsfähigkeit, Schwäche, Kraftlosigkeit, vermehrtes Müdigkeitsgefühl und vermehrtes Schlafbedürfnis ohne wirklichen Erholungseffekt.
- Die kognitive Form zeigt sich in Konzentrationsschwierigkeiten und verminderter Aufmerksamkeit.
- Die emotionale Ebene führt zu Antriebslosigkeit, Motivationsverlust, Niedergeschlagenheit, Hoffnungslosigkeit bis hin zu Angst.

Diese drei Formen greifen ineinander und können sich gegenseitig bedingen" (ebd.).

Auflistung einiger Symptome:

Bei der CFS/ME ist eine sehr starke Müdigkeit, häufig auch totale Erschöpfung ein Hauptsymptom (vgl. Werner et al. 2014, S. 307).

Die Post-Exertional Malaise (PEM) ist ein weiteres Symptom. Bei dieser werden alle Symptome der Betroffenen nach leichter Anstrengung, ob physisch oder geistig, stark verstärkt. Folgen der PEM sind beispielsweise die allgemeine Verschlechterung des Zustands, grippale Symptome, Schmerzen und Schwäche. Die PEM tritt schon nach sehr geringen körperhygienischen oder anderen alltäglichen Tätigkeiten auf, wie beispielsweise Duschen, Kochen oder einfachen Bewegungen. (vgl. Deutsche Gesellschaft für ME/CFS 2020c).

Als weitere Symptome können "Herzrasen, Schwindel, Benommenheit und Blutdruckschwankungen" (ebd.) auftreten. Weiterhin kommen laut der Deutschen Gesellschaft für ME/CFS Symptome wie "ein starkes Krankheitsgefühl, schmerzhafte und geschwollene Lymphknoten, Halsschmerzen, Atemwegsinfekte und eine erhöhte Infektanfälligkeit" (ebd.) hinzu. Viele Betroffene haben Schmerzen verschiedenster Art, sowie Krämpfe und Zuckungen in den Muskeln. Des Weiteren berichtet die Deutsche Gesellschaft für ME/CFS von Schlafstörungen sowie Problemen mit den Konzentrations- und Merkfähigkeiten (vgl. ebd.).

3.2 Häufigkeit von CFS/ ME

Nach Angaben der Gesellschaft für ME/CFS gibt es Schätzungen, die besagen, dass in Deutschland circa 250.000 Menschen betroffen sind (vgl. Deutsche Gesellschaft für ME/CFS 2020c). CFS/ME ist ein häufiges Symptom, welches während und nach Tumorbehandlungen auftritt. Es findet sich aber auch bei anderen Erkrankungen wie beispielsweise Multipler Sklerose, Rheuma oder Parkinson wieder (vgl. Deutsche Fatigue Gesellschaft).

Bei CFS/ME sind verschiedene Verläufe bekannt. Neben dem Auftreten nach schweren akuten Erkrankungen, kann CFS/ME auch schleichend beginnen. Die konkreten Ursachen sind bisher noch nicht genau bekannt (vgl. Deutsche Gesellschaft für ME/CFS 2020c).

Aktuelle Infektionskrankheiten, wie beispielsweise jene, die durch Viren wie SARS ausgelöst werden, können ebenfalls CFS zur Folge haben (vgl. Stigler 2020). Es mehren sich Meldungen, dass Menschen, die an SARS-CoV-2, Corona erkrankten, dabei auch durchaus leichte Verläufe, in der Folge an Erschöpfung und Fatigue leiden, wie ein Beitrag im ZDF zeigt (vgl. ZDF Drehscheibe 2020).

3.3 Beeinträchtigung durch CFS/ME

Die Beeinträchtigungen durch CFS/ME sind umfassend. Betroffene werden unter anderem durch die starke körperliche Schwäche in ihrer täglichen Aktivität und Leistung stark eingeschränkt (vgl. Deutsche Gesellschaft für ME/CFS 2020c). Schwerstbetroffene sind nicht in der Lage, das Haus oder gar das Bett zu verlassen und werden pflegebedürftig (vgl. Deutsche Gesellschaft für ME/CFS 2020b).

Aber auch schon weniger schwer Betroffene sind stark im Alltag eingeschränkt. In einem Artikel von Tillmann (2019) vergleicht eine junge 30-jährige Frau ihren Körper mit einem defekten Akku, der nicht mehr vollständig lädt. Mit dieser geringen Energie steht sie morgens schon auf und muss sich ihre wenige Energie für den ganzen Tag aufteilen. Das richtige Einschätzen der eigenen Leistungsfähigkeit ist besonders zu Beginn der Krankheit schwierig (vgl. ebd., S. 10). Auch in dem Beitrag von „ZDF Drehscheibe" (2020) berichtet ein junger 22-jähriger Mann von seiner enormen Erschöpfung über mehrere Tage nach einem kurzen und langsamen Spaziergang, der dennoch über seine Kräfte ging. Ebenso ergeht es einem anderen an CFS erkrankten Mann. Übergeht er seine Erschöpfung, leidet er in der Folge noch tagelang an starken

Krankheitssymptomen (vgl. ebd.). Aufgrund dieser Erschöpfung sind Betroffene im Alltag häufig auf die Hilfe anderer angewiesen, beispielsweise bei Einkäufen, beim Reinigen der Wohnung (vgl. Tillmann 2019, S. 10).

Durch Symptome des autonomen Nervensystems wie Schwindel, Blutdruckschwankungen und Herzrasen ist längeres Sitzen oder Stehen für manche Betroffene unmöglich. Betroffene können des Weiteren Beeinträchtigungen durch neurokognitive Symptome erfahren. So treten Schwierigkeiten mit Konzentration und Erinnerungen auf, die auch als "Brain Fog" bezeichnet werden (vgl. Werner et al. 2014, S. 307; Deutsche Gesellschaft für ME/CFS 2020c). Im Beitrag von „ZDF Drehscheibe" (2020) berichtet ein junger Mann, dass er sich höchstens 2 Stunden am Tag konzentrieren kann und die meiste Zeit des Tages liegend im Bett verbringt (vgl. ebd.).

3.4 Soziale Auswirkungen, Folgen und Belastungen

Stigmatisierung kann nach Link und Phelan (2001) viele Folgen haben. Zunächst können Stigmatisierte einen Statusverlust erfahren. Dieser niedrigere Status hat dann beispielsweise negativen Einfluss auf die Auswahl der Sexualpartner*innen oder auf die Lebenserwartung. Darüber hinaus kann strukturelle Diskriminierung eine negative Folge sein. Ebenso die unerwünschten Konsequenzen der Bemühungen, mit dem Stigma fertig zu werden (vgl. ebd., S. 379).

Viele chronische Krankheiten sind mit einem Stigma belegt. Menschen mit chronischen Krankheiten haben oft eine geringere Leistungsfähigkeit. Sie laufen Gefahr, ausgegrenzt zu werden, und sind von Armut und Verlust des Selbstwertgefühls bedroht (vgl. Gensichen und Donner-Banzhoff 2007, S. 316). Die Veränderung der Krankenrolle bezüglich der Entlastung von der Verantwortung für die Krankheit hin zur Eigenverantwortlichkeit verschärft diese Situation. Diese Eigenverantwortlichkeit führt schnell zu dem Schluss, selbst an der Krankheit Schuld zu sein (vgl. Abschnitt 2.3). Es entsteht der Eindruck, dass die Betroffenen nur nicht genug für ihre Gesundheit und für die Erhaltung dieser getan haben (vgl. Paul und Schmidt-Semisch 2010, S. 30).

Diese Stigmatisierungen führen zu Diskriminierungen, und das Selbstbild der stigmatisierten Personen kann dadurch negativ verändert werden (vgl. Gipser 2012, S. 120). Außerdem sind sie häufig gezwungen, die negativen Eigenschaften, die ihnen im Rahmen des Stigma-Prozesses zugeschrieben werden, in ihr Bild von sich selbst zu integrieren. Außerdem bleiben die negativen Eigenschaften, die einem Label zugeschrieben werden, selten allein. So werden diesen Labels weitere negative Eigenschaften zugeschrieben (vgl. ebd.). Diese Diskriminierungen können die stigmatisierten Personen dann für ihr eigenes Versagen halten, was zu Schuldgefühlen und einem Gefühl der Minderwertigkeit führen kann. Dies erhöht das Risiko für psychosomatische Krankheiten und sogar Suizid (vgl. ebd., S. 121).

Aufgrund von finanziellen Nöten ist es insbesondere Menschen aus finanziell schlechteren Lebenslagen nicht immer möglich, die notwendige ärztliche Versorgung wahrzunehmen. Ängste um den Arbeitsplatz können sie daran hindern, ärztliche Hilfe aufzusuchen und die notwendige Erholungspause wahrzunehmen (vgl. Abschnitt 2.3). Das ist besonders besorgniserregend, weil chronische Krankheiten zum einen mangelnde Behandlung und fehlende Heilungsmöglichkeiten, sowie ungünstige Lebenslagen als Ursachen haben können. Dies ist häufig bei finanziell schwachen Menschen der Fall (vgl. ebd.).

Ein weiteres Problem stellt die Unsichtbarkeit mancher Krankheiten oder Symptome dar. Betroffenen wird aufgrund dessen vorgeworfen, zu simulieren oder faul zu sein (vgl. Tillmann 2019, S. 10). Die Erschöpfung bei CFS/ME beispielsweise ist nicht jeden Tag gleich. So kann es passieren, dass Betroffene an manchen Tagen an einer Feier teilnehmen können und an anderen nicht. Dieser Unterschied ist für andere nicht immer nachvollziehbar und kann zu Unverständnis führen (vgl. ebd.).

Das soziale Leben ist bei CFS/ME stark eingeschränkt, ebenso die Teilhabe daran. Eine Teilnahme an einer Feier ist für viele Menschen mit chronischer Fatigue nicht möglich, oder falls doch, dann nur mit starken Einschränkungen. Während andere ausgelassen feiern und tanzen, müssen Betroffene genau auf ihre Energie achten. Diese kann schon stark durch die lauten Geräusche und die Anwesenheit vieler anderer Menschen aufgebraucht werden. Aktive Teilnahme durch Gespräche oder Tanz ist dann kaum möglich und kann schnell dazu führen, dass die Betroffenen als Spaßbremsen oder Langweiler*innen verurteilt werden (vgl. ebd., S. 10f). Die Unsichtbarkeit der Symptome verschärft diese Problematik noch.

Bei CFS/ME sind, je nach Schwere der Krankheit, Betroffene nicht in der Lage, die Anwesenheit einer anderen Person zu ertragen, geschweige denn soziale Kontakte zu pflegen. Dies kann dann zu Einsamkeit und sozialer Isolation führen (vgl. ebd.). Die Teilhabe am öffentlichen Leben ist auch bei weniger schweren Verläufen stark eingeschränkt. Im Beitrag von Tillmann (2019) beschreibt eine Betroffene, dass sie das Gefühl hat, wie durch eine Box vom aktiven Leben exkludiert zu sein. Sie kann anderen dabei zuschauen, wie diese ihrem Leben nachgehen; mit Beruf, Hobbys und Familie. Sie muss dem hilflos zusehen, denn obwohl der Wunsch und Wille, ein aktives Leben zu führen, weiterhin besteht, ist sie aufgrund der Krankheit dazu nicht mehr in der Lage (vgl. ebd., S. 11).

CFS/ME ist vielen Ärzt*innen nicht bekannt und wird im deutschen Gesundheitssystem häufig verharmlost und zu wenig beachtet. Aufgrund dessen ist es für Betroffene häufig sehr schwierig, die richtige Diagnose sowie eine angemessene Versorgung zu erhalten (vgl. Deutsche Gesellschaft für ME/CFS 2020a). Nach Aussage des Neurologen Michael Sting im Beitrag von „ZDF Drehscheibe" (2020) wird den Betroffenen durch falsche Diagnosen sogar geschadet.

Diese Fehldiagnose führt zu einer fehlgeleiteten Therapie, wie beispielsweise viel Bewegung aufgrund von einer Depressionsdiagnose. Durch diese falschen Therapien verschlechtert sich der Zustand der Betroffenen, da sie regelmäßig über ihre Belastungsgrenze gehen. So kann es passieren, dass Betroffene mit einer CFS/ME, die anfangs noch verhältnismäßig gut selbst zurechtkamen, durch diese falsche Therapie bettlägerig und pflegebedürftig werden. Den Betroffenen wird dann aktiv mit falschen Therapien geschadet (vgl. ebd.). Die Problematik mit falschen Diagnosen und mangelnden Kenntnissen über CFS/ME hat weitere Auswirkungen. So wird die Schwere der Krankheit von Pflegekassen nicht immer anerkannt und Anträge auf Sozialhilfe oder Erwerbsminderungsrente laufen ins Leere (vgl. Deutsche Gesellschaft für ME/CFS 2020a). Wie im Beitrag von „ZDF Drehscheibe" (2020) zu sehen ist, wird einem Betroffenen die Pflegebedürftigkeit nicht anerkannt, da bei ihm eine Depression diagnostiziert wurde. Als Folge dessen wohnt der 38-jährige Mann wieder bei seinen Eltern, da er nicht in der Lage ist, sich selbst zu versorgen (vgl. ebd.).

CFS/ME kann dazu führen, dass man den Beruf nicht mehr ausführen kann und berentet werden muss (vgl. Tillmann 2019, S. 10). So sind nach Schätzungen 60% der Betroffenen nicht mehr in der Lage, einer Arbeit nachzugehen (vgl. Bateman et al. 2014, zitiert nach Deutsche Gesellschaft für ME/CFS 2020c). Eine besonders schwierige Situation, da Erwerbsminderungsrenten bei CFS/ME aufgrund fehlenden Wissens oder falschen Diagnosen häufig abgelehnt werden (vgl. Deutsche Gesellschaft für ME/CFS 2020a).

Durch eine Erkrankung mit CFS/ ME sinkt die Lebensqualität der Betroffenen drastisch, so gehört CFS/ME zu den Erkrankungen mit der niedrigsten Lebensqualität (vgl. Deutsche Gesellschaft für ME/CFS 2020b).

4. Fazit

In dieser Hausarbeit wurde der Versuch unternommen, die sozialen und alltäglichen Auswirkungen und Folgen für Betroffene von chronischen Erkrankungen zu erörtern.

Bei der Auseinandersetzung mit chronischen Krankheiten wurde deutlich, dass diese einen hohen Anteil der Krankheits- und Todesfälle ausmachen. Es wurde aufgezeigt, wie sich im Bereich der Gesundheit ein Wandel der Krankenrolle vollzogen hat. Dadurch können Ängste um den Arbeitsplatz oder finanzielle Sorgen einer adäquaten gesundheitlichen Sorge im Wege stehen. Hier ist es besonders besorgniserregend, dass finanziell schlechter gestellte Menschen häufiger erkranken, allerdings nicht mehr medizinische Versorgung in Anspruch nehmen als der finanziell besser gestellte Teil der Bevölkerung. Dies kann die Entstehung chronischer Erkrankungen begünstigen.

Anhand einer detaillierten Auseinandersetzung mit den theoretischen Hintergründen von Vorurteilen, Stigmatisierung und Diskriminierung wurden die Grundlagen für das Verständnis der Wirkmechanismen dieser gelegt. Es hat sich gezeigt, wie mit Vorurteilen Out-Groups abgewertet werden sollen, Sündenböcke gefunden und bestehende Machtverhältnisse aufrechterhalten werden. Es wurde deutlich, dass Menschen mit chronischen Erkrankungen unterschiedlichen Vorurteilen gegenüberstehen. Dies zeigte sich auch bei unsichtbaren Krankheiten oder Symptomen. So stehen Betroffene Vorwürfen gegenüber, wie zu simulieren, faul zu sein oder sich das alles einzubilden. Menschen mit chronischen Erkrankungen müssen hier häufig die Erfahrung machen, dass ihnen nicht geglaubt wird.

Mit dem Konzept des Stigma Prozesses nach Link und Phelans wurden die Phasen des Stigma Prozesses dargelegt. Zusammenhänge zu Vorurteilen und Diskriminierung wurden sichtbar. Gleichfalls wurde die Machtsituation, welche für eine Entfaltung der Stigmatisierung notwendig ist, aufgezeigt.

Anhand des Beitrags von Gipser wurde dargestellt, wie Vorurteile und Diskriminierungen einen starken Einfluss auf das Selbstbild der Betroffenen haben und dieses negativ verändern können. Es wurde deutlich, dass auch Schuld- und Minderwertigkeitsgefühle die Folge sein können. Weiterhin kann das Risiko für psychosomatische Erkrankungen und Suizid erhöht werden.

Bei der Auseinandersetzung mit CFS/ME stellte sich heraus, dass diese Erkrankung keine seltene ist. Außerdem wurde deutlich, dass CFS/ME eine Erkrankung mit sehr starken Folgen und Auswirkungen ist und zu den Krankheiten mit der niedrigsten Lebensqualität zählt. Die Betroffenen haben private, berufliche und soziale Einschränkungen im Alltag. Dabei verstärkt die Unsichtbarkeit der Krankheit und der Symptome diese Folgen und Auswirkungen noch.

Aufgrund der Unsichtbarkeit werden Betroffene häufig nicht ernst genommen und müssen verschiedenste Vorurteile und Diskriminierungen ertragen.

Auch konnte aufgezeigt werden, dass die Unbekanntheit der Erkrankung zu weiteren Problemen führt. Neben dem sozialen Umfeld ist auch medizinisches Personal häufig nicht ausreichend über diese Krankheit informiert. Dadurch kann es zu Fehleinschätzungen und in der Folge zu schädlichen Therapiemaßnahmen kommen. Ferner werden Anträge auf Renten oder Pflegeleistungen häufig nicht bewilligt. Auf diese Weise können Betroffene in die Situation kommen, dass sie von Ausgrenzung und Armut bedroht werden. Menschen mit chronischen Erkrankungen stehen daher neben den Vorurteilen auch materieller, institutioneller und symbolischer Diskriminierung gegenüber.

Einen gesetzlichen Schutz von Menschen mit chronischen Erkrankungen vor Diskriminierung gibt es bisher nicht. Je weniger bekannt und/oder sichtbar eine Erkrankung ist, umso schwieriger scheint es für die Betroffenen zu werden.

Eine thematische Auseinandersetzung aus Sicht der Disability Studies wäre wünschenswert und konnte im Rahmen dieser Hausarbeit nicht geleistet werden.

Literaturverzeichnis

Amnesty International Deutschland e.V. (Hg.) (2019): Allgemeine Erklärung der Menschenrechte. Online verfügbar unter https://www.amnesty.de/alle-30-artikel-der-allgemeinen-erklaerung-der-menschenrechte, zuletzt geprüft am 17.02.2021.

Antidiskriminierungsstelle des Bundes (Hg.) (2014): Sind chronisch kranke Menschen vor Diskriminierung geschützt? Online verfügbar unter https://www.antidiskriminierungsstelle.de/SharedDocs/Aktuelles/DE/_Archiv/2014/BAG_Chronische_Krankeheit_20140331.html, zuletzt geprüft am 17.02.2021.

Borgetto, Bernhard (2016): Soziologie des kranken Menschen: Krankenrollen und Krankenkarrieren. In: Matthias Richter und Klaus Hurrelmann (Hg.): Soziologie von Gesundheit und Krankheit. Wiesbaden: Springer Fachmedien Wiesbaden, S. 369–389.

Bundesministerium für Gesundheit (Hg.) (2021): Chronik zum Coronavirus SARS-CoV-2. Online verfügbar unter https://www.bundesgesundheitsministerium.de/coronavirus/chronik-coronavirus.html, zuletzt geprüft am 16.02.2021.

Deutsche Fatigue Gesellschaft (Hg.): Was ist Fatigue? Die Deutsche Fatigue Gesellschaft klärt auf und hilft. Online verfügbar unter https://deutsche-fatigue-gesellschaft.de/, zuletzt geprüft am 19.11.2020.

Deutsche Gesellschaft für ME/CFS (Hg.) (2020a): Aufmerksamkeit, Aufklärung und Anerkennung für ME/CFS. Online verfügbar unter https://www.mecfs.de/, zuletzt geprüft am 19.01.2021.

Deutsche Gesellschaft für ME/CFS (Hg.) (2020b): Daten & Fakten. Online verfügbar unter https://www.mecfs.de/daten-fakten/, zuletzt aktualisiert am 18.07.2020, zuletzt geprüft am 20.01.2021.

Deutsche Gesellschaft für ME/CFS (Hg.) (2020c): Was ist ME/CFS? Online verfügbar unter https://www.mecfs.de/was-ist-me-cfs/, zuletzt geprüft am 19.01.2021.

Deutsche Gesellschaft für ME/CFS (Hg.) (2021): Postvirale Fatigue nach einer Corona-Infektion: Kann man von ME/CFS lernen? Online verfügbar unter https://www.mecfs.de/postvirale-fatigue-nach-einer-corona-infektion-kann-man-von-me-cfs-lernen/, zuletzt geprüft am 21.02.2021.

Deutsches Ärzteblatt (Hg.) (2020): Mehr als die Hälfte der deutschen Bevölkerung ist chronisch krank. Online verfügbar unter https://www.aerzteblatt.de/nachrichten/116897/Mehr-als-die-Haelfte-der-deutschen-Bevoelkerung-ist-chronisch-krank, zuletzt geprüft am 17.02.2021.

Diehl, Elke (Hg.) (2017): Teilhabe für alle?! Lebensrealitäten zwischen Diskriminierung und Partizipation. Bonn: Bundeszentrale für politische Bildung (Schriftenreihe / Bundeszentrale für Politische Bildung, Band 10155).

Doris Schaeffer und Jörg Haslbeck (2016): Bewältigung chronischer Krankheit. In: Matthias Richter und Klaus Hurrelmann (Hg.): Soziologie von Gesundheit und Krankheit. Wiesbaden: Springer Fachmedien Wiesbaden, S. 243–256.

Faller, Hermann; Lang, Hermann (2019): Medizinische Psychologie und Soziologie. Berlin, Heidelberg: Springer Berlin Heidelberg.

Franzkowiak, Peter (2018): Krankheit. Alphabetisches Verzeichnis. Hg. v. BZgA. Online verfügbar unter https://www.leitbegriffe.bzga.de/alphabetisches-verzeichnis/krankheit/, zuletzt geprüft am 09.02.2021.

Gensichen, J.; Donner-Banzhoff, N. (2007): Betreuung von Menschen mit chronischen Krankheiten. In: Z Allg Med 83 (8), S. 316–320. Online verfügbar unter http://wwwintern.uniklinikum-saarland.de/fileadmin/UKS/Lehre/Studiengaenge/Humanmedizin/2.Studienabschnitt/Allgemeinmedizin/Downloads/DEGAM_Positionspapier_-_Menschen_mit_chronischen_Krankheiten2.pdf, zuletzt geprüft am 18.01.2021.

Gipser, Dietlinde (2012): Krank, alt, behindert – nutzlos oder kostbar für die Gesellschaft? In: Anton Pelinka (Hg.): Vorurteile. Ursprünge, Formen, Bedeutung. Berlin: de Gruyter, S. 115–145.

Güthlin, C.; Köhler, S.; Dieckelmann, M. (2020): Chronisch krank sein in Deutschland. Zahlen, Fakten und Versorgungserfahrungen. Hg. v. Institut für Allgemeinmedizin der Goethe-Universität. Frankfurt am Main. Online verfügbar unter http://publikationen.ub.uni-frankfurt.de/frontdoor/index/index/docId/55045., zuletzt geprüft am 23.11.2020.

Hornung, Rainer; Lächler, Judith (2006): Psychologisches und soziologisches Grundwissen für Gesundheits- und Krankenpflegeberufe. Lehrbuch und Nachschlagewerk. 9., vollständig überarbeitete und aktualisierte Auflage. Weinheim, Basel: Beltz Verlag.

Joachim, G.; Acorn, S. (2000): Stigma of visible and invisible chronic conditions. In: Journal of advanced nursing 32 (1), S. 243–248. DOI: 10.1046/j.1365-2648.2000.01466.x.

Link, Bruce G.; Phelan, Jo C. (2001): Conceptualizing Stigma. In: Annual Review of Sociology 27, S. 362–385. Online verfügbar unter https://www.montefiore.org/documents/Original-Article-Conceptulalizing-Stigma.pdf, zuletzt geprüft am 21.01.2021.

Pärli, Kurt; Naguib, Tarek (2012): Schutz vor Benachteiligung aufgrund chronischer Krankheit. Unter Mitarbeit von Sandra Kuratli. Hg. v. Antidiskriminierungsstelle des Bundes. Online verfügbar unter https://www.antidiskriminierungsstelle.de/SharedDocs/Downloads/DE/publikationen/Expertisen/expertise_schutz_vor_benachteilig_aufgrund_chronischer_krankheit.html;jsessionid=665FE1271BC97B30C95F74708523383B.1_cid369.

Paul, Bettina; Schmidt-Semisch, Henning (2010): Risiko Gesundheit. Über Risiken und Nebenwirkungen der Gesundheitsgesellschaft. Wiesbaden: VS Verl. für Sozialwiss. Online verfügbar unter http://gbv.eblib.com/patron/FullRecord.aspx?p=750612.

Richter, Matthias; Hurrelmann, Klaus (Hg.) (2016): Soziologie von Gesundheit und Krankheit. Wiesbaden: Springer Fachmedien Wiesbaden.

Robert Koch-Institut (Hg.) (2021): Coronavirus SARS-CoV-2 - COVID-19: Fallzahlen in Deutschland und weltweit. Online verfügbar unter https://www.rki.de/DE/Content/InfAZ/N/Neuartiges_Coronavirus/Fallzahlen.html, zuletzt geprüft am 21.02.2021.

Stigler, Rolf-Dietrich (2020): Post-Corona-Fatigue. Online verfügbar unter https://cfc.charite.de/fuer_patienten/post_corona_fatigue/, zuletzt aktualisiert am 19.11.2020, zuletzt geprüft am 19.11.2020.

Tillmann, Carolin (2017): Unverständnis - Vorurteile - Diskriminierung. Psychosoziale Auswirkungen seltener chronischer Krankheit. In: FORUM sozialarbeit + gesundheit. Fachzeitschrift der Deutschen Vereinigung für Soziale Arbeit im Gesundheitswesen (Nr. 04). Online verfügbar unter https://seltene.rheuma-liga.de/fileadmin/public/seltene/FORUM_2017_TILLMANN.PDF, zuletzt geprüft am 19.11.2020.

Tillmann, Carolin (2019): Belächelte Müdigkeit: Das Fatigue-Syndrom. In: Praxis Palliative Care 45.

Tillmann, Carolin Elisabeth (2016): Soziale und gesellschaftliche Risiken und Nebenwirkungen einer seltenen chronischen Krankheit. Leben mit Lupus erythematodes. Marburg: Tectum Wissenschaftsverlag.

Werner, Regine; Meindl-Fridez, Claudine; Zimmerli, Lukas (2014): CME. Chronische Fatigue. In: Praxis 103 (6), S. 305–313.

Wikipedia (Hg.) (2021): COVID-19-Pandemie. Online verfügbar unter https://de.wikipedia.org/w/index.php?title=COVID-19-Pandemie&oldid=208871165, zuletzt geprüft am 16.02.2021.

ZDF Drehscheibe (Hg.) (2020): Immer erschöpft – Das Fatigue Syndrom. Online verfügbar unter https://www.zdf.de/nachrichten/drehscheibe/immer-erschoepft-das-fatigue-syndrom-100.html, zuletzt geprüft am 03.02.2021.

Zick, Andreas (2016): Sozialpsychologische Diskriminierungsforschung. In: Albert Scherr, Aladin el Mafaalani und Emine Yüksel (Hg.): Handbuch Diskriminierung. Living Reference Work, continuously updated edition. Wiesbaden: Springer VS (Springer Reference Sozialwissenschaften).

Zick, Andreas; Küpper, Beate; Heitmeyer, Wilhelm (2012): Vorurteile als Elemente Gruppenbezogener Menschenfeindlichkeit – eine Sichtung der Vorurteilsforschung und ein theoretischer Entwurf. In: Anton Pelinka (Hg.): Vorurteile. Ursprünge, Formen, Bedeutung. Berlin: de Gruyter, S. 287–316.

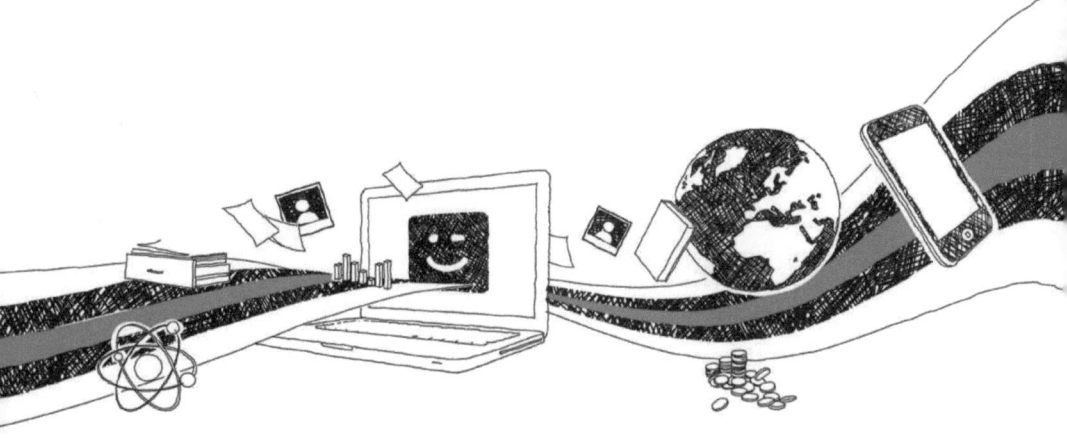
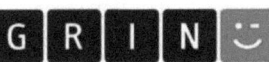